TRAITEMENT

Spécifique et Curatif

DU RHUMATISME

DE LA GOUTTE ET DES DARTRES

PAR

M. A. PASCAL

Médecin du Couvent et de l'hôpital de la Grande-Chartreuse,
Membre de la société de médecine,
de la Société de statistique et des sciences naturelles de l'Isère,
etc., etc.

> Naturam morborum cura-
> tiones ostendunt.
>
> HIPPOCRATE.

PRIX

Avec la Boîte de 100 pilules, franco par la poste,

2 fr. 50

GRENOBLE, MAISONVILLE ET FILS, IMPRIMEURS-LIBRAIRES,
Rue du Quai, 8

TRAITEMENT SPÉCIFIQUE ET CURATIF

DU RHUMATISME,

DE LA GOUTTE ET DES DARTRES.

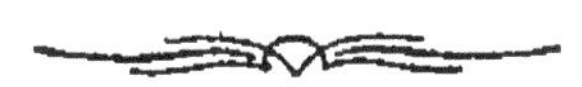

CHAPITRE PREMIER.

Prolégomènes.

Atteint nous-même depuis l'âge de 15 ans d'un rhumatisme musculaire et exerçant la médecine depuis longtemps dans un pays où les affections *rhumatismales* et *goutteuses* sont endémiques a cause du voisinage des montagnes élevées, nous avons été obligé d'étudier de bonne heure les causes de ces maladies et de chercher s'il n'y aurait pas quelque remède pour les combattre, quoiqu'elles fussent regardées comme incurables jusqu'à présent.

Ce qui nous a soutenu dans nos recherches, c'est la pensée que, dans les contrées ou règnent des maladies endémiques, la Providence a partout placé le remède a côté du mal. C'est ainsi qu'en Amérique elle a fait pousser les quinquinas pour couper les fièvres qui déciment les populations de ces contrées, et que dans les régions froides du nord, elle a semé les lichens pour guérir les fluxions de poitrine. La nature elle-même nous indique que c'est surtout dans le règne végétal que nous devons chercher des remèdes pour combattre les maux qui nous affligent ; mais pour trouver ces remèdes précieux, il faut étudier attentivement les divers végétaux d'une contrée, ce qui n'est pas toujours facile. Aussi, depuis un demi-siècle, la thérapeutique, fascinée par les belles découvertes de la chimie, a abandonné les simples pour s'attacher aux produits inorganiques. Il est vrai qu'elle a trouvé dans cette classe de produits des éléments plus faciles à doser et a manipuler, mais c'est en vain que l'on a voulu comparer nos organes aux creusets du laboratoire, parce que les choses ne se passent pas de la même maniere. Sous l'influence du fluide vital, les divers éléments introduits dans le corps subissent des changements qui échappent aux recherches des savants occupés uniquement des faits matériels. Il faut, en effet, porter plus haut ses observations si l'on veut se rendre un compte exact des phénomènes qui se passent dans l'organisme sous l'influence de la santé, de la maladie et des diverses influences morales. Ce n'est qu'en se rendant bien compte de ces causes si diverses que le praticien pourra espérer de trouver un remède propre à combattre l'ennemi qu'il a en face, c'est-à-dire le mal qui attaque ses clients.

Des médecins distingués, tels que les Haller, les Stork, avaient déjà démontré les immenses ressources qu'offre le règne végétal sur le règne minéral, et, depuis quelques années, plusieurs savants ont aussi enrichi la science d'ouvrages précieux sur les propriétés médicales des plantes. C'est en étudiant avec soin les œuvres de ces maîtres et en observant tous les jours les remèdes qu'emploient les montagnards pour se guérir, que nous sommes enfin parvenus à trouver un remède spécifique contre les *affections rhumatismales et goutteuses.* Depuis deux ans que nous l'employons, nous avons constamment obtenu les plus heureux résultats! L'expérience est donc faite, et nous pouvons aujourd'hui, en toute confiance, promettre une guerison complète ou au moins un soulagement inespéré aux personnes atteintes de rhumatisme, de goutte ou de quelques-unes des nombreuses affections qu'engendrent ces deux maladies.

Ce remède se compose d'extraits de plusieurs plantes avec lesquels nous avons fait préparer des pilules. La forme pilulaire est en effet la plus commode pour les malades, ils peuvent facilement les prendre partout, sans se déranger de leurs occupations. Dans l'intérêt de l'humanité, nous avons d'abord eu la pensée de rendre notre formule publique ; mais réfléchissant que les mêmes plantes diffèrent énormément dans leurs propriétés, selon qu'elles sont cueillies dans la plaine ou sur les montagnes, dans un terrain marécageux ou sur des rochers arides, nous avons craint que des préparations faites avec des plantes inertes ou dangereuses remplaçassent la nôtre ; c'est ce qui arrive tous les jours a ceux qui cherchent à imiter les précieuses liqueurs de la Grande-Chartreuse. Jamais leurs contrefaçons n'égaleront les produits de ce monastère, parce qu'ils ne pourront pas se procurer les mêmes plantes récoltées dans des conditions parfaitement identiques. Aussi les véritables connaisseurs ne s'y trompent jamais. C'est pour cette raison, aussi que beaucoup de médecins préconisent les plantes, tandis que d'autres les rejettent avec mépris de la thérapeutique, parce que ces derniers n'ont pas expérimenté avec les mêmes soins et dans les mêmes conditions que les premiers. Pour obvier a ces inconvénients et pour venir en aide à un plus grand nombre de malades, nous avons réduit autant que possible le prix de nos pilules, et, pour éviter la contrefaçon, nous mettons a la main notre signature sur chaque boite.

Nous engageons les malades à lire attentivement les chapitres suivants, surtout les articles qui traitent des moyens à employer pour guérir le rhumatisme et la goutte. Ils y trouveront les conseils nécessaires pour se traiter eux-mêmes facilement et à peu de frais. Souvent, pour être mieux compris, nous avons négligé les termes et les expressions techniques pour n'employer que les termes vulgaires ou les expressions généralement connues de tout le monde.

CHAPITRE DEUXIÈME.

Du Rhumatisme.

On donne généralement le nom de *rhumatisme* ou de *douleurs rhumatismales* à toutes les douleurs qui se manifestent, soit dans les articulations, soit dans la continuité des membres, quelquefois même sur les viscères, et que n'accompagnent pas les autres caractères de l'inflammation. Beaucoup de médecins ne reconnaissent pour douleurs rhumatismales, c'est-a-dire appartenant au rhumatisme, que celles qui ont leur siége dans les articulations, et appellent *névralgies* ou *névroses* celles qui se manifestent sur les autres parties du corps. Mais nous ne tiendrons pas compte ici de ces distinctions qui peuvent avoir leur mérite en théorie, mais que la pratique confond entre elles par la raison bien simple qu'elles reconnaissent les mêmes causes et qu'elles cèdent au même traitement, *naturam morborum curationes ostendunt*, a dit Hippocrate.

SECTION PREMIÈRE.

Causes prédisposantes.

Les influences extérieures qui ressortent des climats et des saisons ont une action non douteuse comme causes prédisposantes du rhumatisme. Partout où le froid et l'humidité sont réunis, on voit en abondance des affections rhumatismales, et, comme ces conditions atmosphériques existent particulièrement dans les climats tempérés, c'est aussi en France, en Hollande, en Allemagne et en Angleterre, qu'on rencontre le plus grand nombre de rhumatismes. Quoique le rhumatisme puisse se développer pendant toutes les saisons, il est bien plus fréquent durant le printemps et l'automne, époques souvent marquées par des pluies, des brouillards et de nombreuses vicissitudes atmosphériques, que pendant les chaleurs de l'été ou les froids secs de l'hiver ; il est cependant très-commun dans les montagnes pendant cette dernière saison, surtout au moment des dégels. Si maintenant nous considérons les habitations particulières, nous verrons que le rhumatisme frappe particulièrement les personnes qui séjournent dans les lieux bas et humides, dans le voisinage des eaux, ou dans des maisons nouvellement construites.

Enfin le rhumatisme, comme la goutte, a souvent pour cause une alimentation trop animale ou trop excitante et l'usage immodéré des boissons alcooliques. C'est à l'habitude de ces substances, dit M. Roche, répandue parmi les militaires et les ouvriers, et dans certains pays du nord tels que l'Angleterre, qu'il faut attribuer, en partie, la plus grande fréquence de l'arthrite rhumatismale chez ces individus et dans ces contrées.

Les hommes, par suite de leurs occupations, étant généralement plus exposés aux influences atmosphériques que les femmes, sont aussi plus souvent atteints de rhumatisme.

L'âge ne paraît pas avoir une grande influence sur
la production du rhumatisme, car il peut se manifester
à toutes les époques de la vie ; mais il est plus fréquent dans la jeunesse et l'âge adulte , cela doit cependant s'entendre de la première attaque , car le plus
ordinairement, lorsqu'il est une fois développé, les attaques récidivent et se prolongent fort avant dans la vieil-
lesse, circonstance, qui rend raison de la grande quantité
de vieillards que l'on voit affectés de douleurs rhumatismales. La première attaque de rhumatisme survient le
plus souvent de quinze a trente ans.

Les sujets d'un tempérament sanguin , nerveux et
d'une forte constitution, paraissent surtout plus exposés aux affections rhumatismales, bien qu'on les rencontre aussi chez ceux qui sont bilieux et d'une constitution plus grêle.

Quelques médecins pensent que le rhumatisme est
héréditaire ; d'autres nient au contraire que la disposi-
tion à contracter cette maladie puisse se transmettre
des pères aux enfants Il n'y a pas de doute que les
enfants heritent du tempérament de leurs parents; or
si ces derniers ayaient des prédispositions à contracter
des affections rhumatismales , les enfants seront également exposés aux mêmes infirmités D'ailleurs le
rhumatisme est une maladie si commune que bien peu
d'hommes échappent a son influence. Il importe donc
peu qu'il soit transmissible ou non , l'essentiel est de
se soigner immédiatement dès qu'on éprouve quelques
douleurs rhumatismales, afin d'empêcher que cette
maladie ne passe à l'état chronique, Car parmi les
conditions inhérentes à l'individu qui prédisposent au
rhumatisme, il n'en est aucune de plus puissante que,

la circonstance d'avoir été déjà atteint de cette affection. Dès qu'on a éprouvé une première attaque dans la jeunesse ou dans la maturité des ans, la prédisposition rhumatismale va d'ordinaire s'aggravant avec le progrès de l'âge, et se manifeste de plus en plus jusqu'au dernier terme de la vie. Viennent d'abord les récidives à longs intervalles, à intervalles triennaux, quinquennaux, etc. ; plus tard, les attaques deviennent généralement plus fréquentes dans leur retour, plus longues dans leur durée et souvent plus graves dans leurs symptômes et dans leur suite. Cette déplorable aggravation de la diathèse rhumatismale a ordinairement lieu vers la quarantaine ou la cinquantaine. A chaque changement de l'atmosphère, les rhumatisants éprouvent alors des douleurs confuses, de l'insomnie, de l'inappétence ; ils sont irritables, et ils prédisent, souvent avec l'exactitude d'un baromètre les changements du temps.

SECTION DEUXIÈME.

Causes occasionnelles.

Le rhumatisme survient le plus souvent après un refroidissement. Le froid humide exerce, en effet, une action si déterminante dans beaucoup de cas, que certains auteurs ont avancé que le rhumatisme n'en reconnaissait pas d'autre. On voit souvent des malades atteints de rhumatisme articulaire, de lumbago, de torticolis, de maux de tête, etc , etc , après s'être exposés a l'air froid ; après avoir laissé sécher la pluie sur les vêtements tout mouillés ; après avoir substitué mal à propos les vêtements légers aux vêtements chauds ; après avoir respiré l'air froid ou avalé une boisson froide, à la suite d'exercices violents qui avaient échauffé le corps ; après s'être refroidis brusquement en se déshabillant, etc., etc.

Quelque puissante que soit l'action du froid, elle n'est cependant pas la seule cause ; dans quelques cas, on a vu le rhumatisme se développer après la diminution ou la suppression du flux menstruel ou hémorrhoïdal, d'une épistaxis, ou de toute autre hémorrhagie habituelle ; après la guérison d'un vieil ulcère ; après la suppression brusque de la transpiration des pieds, etc., etc.

Le rhumatisme débute quelquefois immédiatement, du moment même où l'on s'expose au froid ; d'autres fois, au contraire, il s'écoule plusieurs heures, deux ou trois jours avant que les douleurs se fassent sentir. En général, lorsqu'il s'est écoulé cinq à six jours, après avoir éprouvé du froid, sans qu'il en soit résulté aucun effet nuisible, on peut être assuré qu'il n'en viendra point pour cette fois.

SECTION TROISIÈME.

Symptômes et complications du Rhumatisme.

Nous ne décrirons pas tous les symptômes de ces affections si communes et si graves, cela n'a d'intérêt que pour le médecin; les personnes atteintes de rhumatisme ne savent que trop où est le siége des douleurs atroces qu'elles éprouvent et le moment où leurs souffrances, leurs malaises, vont augmenter. Mais ce qu'il importe à tout le monde de bien savoir, ce sont les complications qui peuvent survenir à la suite d'un rhumatisme même léger au début, afin que les malades prennent leurs précautions et qu'ils se hâtent promptement de se débarrasser d'une maladie qui peut compromettre la vie à chaque instant et qui, lorsqu'elle n'est pas mortelle, entraîne toujours après elle des infirmités qui rendent l'existence pénible et souvent insupportable.

Parmi les complications les plus graves et les plus communes qu'amène le rhumatisme, on observe surtout les maladies du cœur. M. Bouillaud, sur 74 cas de rhumatisme intense, a observé 64 fois une inflammation du cœur. Or, l'on comprend facilement que l'inflammation d'un organe aussi important que le cœur est une chose toujours grave ; aussi les maladies du côté du cœur sont très-communes dans les pays où règnent les affections rhumatismales. Tous les jours nous voyons un grand nombre de malades qui viennent nous consulter ponr des douleurs qu'ils éprouvent au-dessous du sein gauche, pour des palpitations, des suffocations ; la marche est pénible, la course impossible ; dès qu'ils veulent gravir une montée ou faire un effort violent, ils éprouvent de suite une grande gêne dans la respiration ; les battements du cœur sont fréquents, tumultueux et même douloureux quelquefois ; plus tard, les membres inférieurs deviennent pesants, ils s'infiltrent peu à peu et deviennent œdématiés ; enfin, l'infiltration séreuse gagne le ventre et les malades succombent a une hydropisie générale au milieu d'atroces souffrances. Pendant la maladie, si l'on applique la main sur la région du cœur, on aperçoit tres-bien les battements de cet organe ; ces battements sont superficiels, forts, tumultueux, accompagnés ordinairement d'un frémissement vibratoire et d'une sorte de crépitation ; ce qui prouve d'une manière trop évidente que c'est dans le cœur que se trouve la cause du mal. L'hydropisie indique que le sang ne circule pas librement, qu'il ne se renouvelle pas dans les poumons et qu'il se fait par conséquent une décomposition fàcheuse de ce fluide si nécessaire a l'entretien et à la conservation de la vie , aussi le pouls est tantôt régulier, tantôt intermittent, irrégulier ; parfois plein, dur, vibrant, d'autres fois petit, serré, concentré, filiforme, selon que le cœur a perdu de son énergie ou qu'il a augmenté de volume. Bien plus, sous l'influence de l'acide urique dont le sang des rhumatisants est toujours fortement chargé, on sent, en pressant l'artère du bras, un frottement globulaire . il semble que le sang qui circule dans l'artère que l'on presse est divisé en petits globules.

Le rhumatisme, surtout le rhumatisme musculaire,

présente encore la faculté étonnante de se transporter facilement d'un point sur un autre Bien souvent il voyage dans les divers muscles du tronc et des membres de la façon la plus irrégulière et la plus bizarre ; il va, vient et revient comme par d'inexprimables caprices ; il offre surtout ce caractère de mobilité, lorsqu'il dépend bien plus de la diathèse du sujet que de l'action des causes extérieures. Quand le rhumatisme musculaire se porte dans les muscles qui enveloppent le crâne, il détermine quelquefois des maux de tête très-violents et que l'on attribue la plupart du temps à la migraine ou à d'autres névroses. D'autres fois, il envahit les muscles de la poitrine et occasionne alors une grande gêne dans la respiration, qui peut faire croire a un commencement de maladie de poitrine. Nous avons souvent soigné des malades qui présentaient ces phénomènes et qui se croyaient atteints d'une maladie de *langueur*, tandis qu'ils n'avaient qu'un rhumatisme musculaire facile à guérir.

SECTION QUATRIÈME.

Traitement curatif du rhumatisme.

D'après ce que nous venons de dire, on comprend facilement qu'une maladie qui offre des phénomènes si divers et des complications si nombreuses, ait fait le désespoir des médecins et des malades, lorsque l'on a cherché à combattre seulement la douleur qui était la manifestation du rhumatisme. Pour combattre une maladie générale et dont le virus circule dans le sang, il faut nécessairement employer un traitement général qui ramène le sang à son état normal de santé. Tous les auteurs ont en effet observé que le sang des rhumatisants contenait de l'acide urique; la transpiration des malades elle-même est souvent acide. Voici le traitement que nous conseillons et qui nous donne tous les jours les plus heureux résultats.

1° TRAITEMENT INTERNE.

1° Le malade prend tous les matins cinq pilules végétales antiarthritiques; une de quart d'heure en quart d'heure. Les enfants au dessous de 15 ans ne doivent en prendre que deux. On augmente tous les jours d'une pilule, jusqu'à ce qu'on arrive au nombre de dix pour les grandes personnes et de cinq pour les enfants; s'il survient un peu de diarrhée ou quelques sentiments de malaise au creux de l'estomac, il faut diminuer le nombre des pilules, c'est-à-dire en prendre une et même deux de moins le lendemain. Il faut, autant que possible prendre ces pilules à jeun et ne prendre ensuite que des aliments légers, des potages aux herbes, du bouillon de veau ou de poulet, etc. On se trouvera très-bien d'ajouter quelques pastilles de magnésie ou de Vichy que l'on prendra immédiatement avant ou après le repas. Ici, nous remplaçons les pastilles alcalines par l'usage de l'eau minérale alcaline-sulfureuse dont on trouvera la notice à la fin de cette brochure.

Ce traitement simple et facile suffit pour guérir les rhumatismes anciens et chroniques, qui fatiguent les malades plutôt que de les faire souffrir. Une boîte de

100 pilules suffit ordinairement pour le traitement; cependant, nous avons vu des malades atteints de rhumatisme musculaire depuis un grand nombre d'années, surtout quand les douleurs se présentent du côté de la tête ou de la poitrine, qui étaient obligés de continuer le traitement pendant un mois ou deux pour se guérir complètement. Il faut alors nécessairement deux ou trois boites de pilules; mais là dépense est encore assez minime et les malades ne sont pas obligés de laisser leurs occupations, puisqu'ils peuvent prendre les pilules en voyage et au milieu de leurs travaux. Ils ne sont pas non plus obligés, dans ce cas, de se soumettre à un régime particulier.

Si les douleurs rhumatismales obligent le malade a garder le lit ou la chambre, comme cela arrive pour le rhumatisme aigu, nous prescrivons la tisane suivante a boire dans la journée.

Prenez. Une foliole (petite feuille) de frêne, une pincée de douce-amère ou de salsepareille coupée, un petit morceau de réglisse de bois; faites bouillir le tout dans un litre d'eau pendant un quart-d'heure; passez ensuite a travers un linge; ajoutez un gramme de sel de nitre Sucrez, et buvez à volonté.

2° TRAITEMENT EXTERNE.

Quelquefois le rhumatisme se concentre sur une articulation avec tant d'intensité, que cette articulation devient très-douloureuse, rouge, enflammée : c'est le *rhumatisme articulaire* des auteurs. Il faut alors, en même temps que le malade prend les pilules et la tisane indiquées ci-dessus, appliquer autour de l'articulation malade des sangsues en nombre proportionné à

l'inflammation et a la force du sujet : cinq à vingt
sangsues. A moins que le malade ne soit très-fort, vi-
goureux, d'un tempérament sanguin, et que le rhumatisme n'occupe plusieurs articulations, la saignée est
rarement utile. Nous partageons, sous ce rapport, l'o-
pinion d'un des plus grands praticiens, Sydenham :
« Nous brisâmes, dit-il, les forces des malades plus
vite que la maladie ; les malades demeurèrent immo-
biles pendant plusieurs semaines. »

Après l'application des sangsues, on enveloppe l'articulation malade avec une feuille de ouate ou de coton cardé ; les cataplasmes émollients, humides, sont
plus nuisibles qu'utiles.

Dans les cas ou il n'y a pas d'inflammation aiguë,
comme dans le rhumatisme chronique, ou si l'inflammation a disparu par suite de l'application des
sangsues, et s'il n'y a que de la douleur, on appli-
quera autour de l'articulation malade un morceau de
ouate ou de coton cardé imbibé du liniment suivant,
que l'on peut faire préparer chez le premier pharma-
cien venu :

Prenez : Baume tranquille . . . . 100 grammes.
        Ammoniaque liquide . 15 —
        Essence de térébenthine, 25 —
        Camphre en poudre. 2 —

Mettez le tout dans un flacon, et agitez chaque fois
que vous vous en servirez.

Après plusieurs heures d'application, il survient
souvent de petites ampoules, de petites phlyctènes
comme celles que produit un vésicatoire qu'on n'aurait laissé que peu de temps ; il faut alors enlever le

coton imbibé du liniment, et, mettre à sa place du coton propre sans y rien ajouter.

Dans le lumbago (maux de reins), dans les douleurs qui surviennent souvent dans les muscles de la poitrine et dans les muscles des membres, dans la sciatique, etc., etc., une seule application de ce liniment fait souvent disparaître la douleur; si, au contraire, elle persiste, on fait une nouvelle application le lendemain. Mais, nous le répétons encore, toutes les fois qu'on est atteint de douleurs rhumatismales, il faut employer un traitement interne pour détruire la cause du mal, c'est-a-dire faire usage des pilules que nous prescrivons si l'on ne veut pas s'exposer à de nouvelles rechutes. Or, nous avons vu que les rechutes sont toujours graves, parce qu'elles amènent tôt ou tard quelques complications du côté du cœur, des poumons, ou du cerveau. La goutte en est aussi trop souvent la conséquence.

Pendant le traitement d'un rhumatisme aigu ou chronique, s'il y a de la constipation, c'est-à-dire si les malades ne vont pas tous les jours à la selle, il faut leur faire prendre 30 grammes de sulfate de soude ou de magnésie, ou bien une limonade de Rogé. Ceux qui pourront faire usage de l'eau minérale alcalino-sulfureuse de Chartreuse, à la dose d'une bouteille par jour, seront dispensés de se purger, parce que cette eau maintient toujours la liberté du ventre.

Enfin, lorsqu'à la suite d'un rhumatisme, le malade éprouvera des palpitations ou des douleurs du côté du cœur, on fera bien de placer sur cette région une pastille de potasse caustique, afin d'établir un cautère, volant, que l'on entretiendra pendant un mois ou deux avec du diachylon.

CHAPITRE TROISIÈME.

De la Goutte.

On a donné le nom de *goutte* à une affection qu'on regardait autrefois comme catarrhale et qu'on pensait être causée par le dépôt d'une goutte de quelque humeur âcre sur les surfaces articulaires. Sans nier l'influence héréditaire qui paraît se manifester dans la goutte plus souvent que dans le rhumatisme, nous pensons avec plusieurs auteurs distingués, et d'après ce que nous observons tous les jours, que la goutte n'est le plus souvent qu'une transformation, qu'une nouvelle forme du rhumatisme chronique. Car si ces deux affections diffèrent entre elles par les phénomènes, elles reconnaissent certainement le même principe ; il y a évidemment entre elles une grande affinité, puisqu'elles sont guéries par les mêmes remèdes. Or, ce qu'il importe avant tout en médecine, c'est de guérir ; les recherches nosologiques peuvent sans doute avoir de l'attrait pour les savants, mais elles n'intéressent que médiocrement les malades qui souffrent.

Cependant la goutte, comme la plupart des maladies chroniques, offrant des formes très-différentes dans ses diverses manifestations, il importe que les malades en aient quelques notions, parce que, souvent, ils attribuent à d'autres maladies les douleurs qu'ils éprouvent. On divise ordinairement cette ma ladie en goutte régulière, aigue et chronique, et en goutte irrégulière ou anormale

La goutte régulière aigue est annoncée, en général, par quelques dérangements d'estomac, une dyspepsie flatulente, un engourdissement particulier, des mouvements spasmodiques dans différentes parties du corps. Ces symptômes précurseurs de l'attaque persistent pendant plusieurs jours, quelquefois pendant plusieurs semaines, et cessent subitement la veille du jour ou celle-ci se déclare, tantôt l'invasion a lieu à la - suite d'une fatigue, d'un mouvement violent ou d'une brusque émotion ; tantôt le malade est réveillé dans son sommeil. Dans les premiers temps, l'attaque est bornée a des douleurs articulaires faibles, à des accès de goutte imparfaits. Mais lorsque la maladie est plus avancée, une douleur déchirante se fait sentir au gros orteil ou sur d'autres parties du pied, et s'accompagne de frisson suivi d'une fièvre légère Supportable d'abord, elle augmente par degrés en même temps que la fièvre. La moindre pression est alors intolérable. Cet accès dure environ vingt-quatre heures et se termine quelquefois brusquement par la cessation de la douleur, l'apparition d'une sueur salutaire et le retour du sommeil. Mais il reste un gonflement avec rougeur et chaleur de la partie affectée. Après ce premier acoès et jusqu'à ce que l'attaque de goutte soit terminée, tous les soirs la maladie présente un paroxysme qui consiste dans une augmentation de la douleur et de la fièvre. Parfois la goutte atteint d'emblée les deux pieds, ou passe de l'un à l'autre et s'étend aux articulations de la main ou aux grandes jointures des membres; très rarement c'est par celles-ci qu'elle débute. Pendant la durée de l'attaque, les malades ont peu d'appétit. Comme dans le rhumatisme, l'urine, rare pendant les accès fébriles de la goutte, laisse déposer un sédiment amorphe qu'on observe facilement au fond du vase de nuit; cette urine contient presque toujours une grande quantité d'acide urique cristallisé; on y observe aussi quelquefois un peu de sang et une quantité assez considérable d'albumine. Enfin, le gonflement de l'articulation malade diminue rapidement et se termine souvent par une transsudation locale et la desquamation de l'épiderme; la santé se rétablit promptement après l'attaque. Les attaques de goutte aigue sont d'abord assez courtes et ne dépassent pas une quinzaine de jours, a moins que la maladie ne se généralise en occupant un grand nombre d'articulations. Mais les récidives, séparées dans les premiers temps par de longs intervalles, quelquefois même par plusieurs années, se rapprochent bientôt de plus en plus, reviennent une fois, deux fois dans l'année, au printemps ou à l'automne. La durée des attaques est alors plus longue, et la crise peut ainsi devenir chronique, et dégénérer en un état morbide habituel.

La goutte régulière chronique se manifeste par des douleurs qui se font sentir dans les muscles ou dans les articulations On la désigne souvent sous le nom de *rhumatisme goutteux*, ce qui prouve bien la filiation qu'il y a entre ces deux maladies. C'est surtout a cette forme de goutte qu'il faut attribuer ces douleurs vagues, indéterminées, erratiques qu'un grand nombre de personnes éprouvent à chaque variation de l'atmosphère, et qui leur font prévoir les changements du temps, sans avoir besoin de consulter le baromètre. Les désordres gastriques sont aussi plus marqués et plus tenaces que dans la forme aiguë; l'appétit est presque nul; les digestions pénibles, laborieuses; l'urine, abondante et claire, contient encore assez fréquemment des cristaux d'acide urique, et beaucoup plus rarement de l'oxalate de chaux cristallisé. Quelquefois les malades sont tourmentés par des douleurs hémorrhoidales, des démangeaisons en diverses parties du corps, des lassitudes internes variées à l'infini. Sous l'influence de ces divers malaises, les malades deviennent inquiets, l'humeur s'altère et le caractère s'assombrit souvent. — La goutte chronique se prolonge pendant des mois, à l'exception des chaleurs de l'été, et, pendant tout ce temps, elle se promène douloureusement sur la plupart des articulations qui font entendre, dans les mouvements qu'elles exécutent, une sorte de crépitation De temps en temps surviennent des paroxysmes subaigus, et, lorsque la maladie est invétérée, on voit survenir des engorgements articulaires, une tuméfaction œdémateuse, des gonflements ligamenteux, des concrétions tophacées, composées d'acide urique combiné avec la soude ou la chaux, et de phosphate de chaux. De là résulte la contraction des muscles et des tendons affectés, la déformation des parties, l'ankylose des articulations. Parfois aussi les tophus accumulés autour des articulations deviennent l'origine d'inflammation locale, avec suppuration, amincissement, ulcération de la peau et issue de matière topheuse et purulente.

Heureusement les complications graves qu'amène la

goutte et que nous venons d'énumérer ne se manifestent pas toujours; mais une complication que présente souvent la diathèse goutteuse est celle de la goutte irrégulière.

La *goutte irrégulière* comprend la *goutte anormale* et la *goutte rétrocédée* des auteurs. Les principales affections de la goutte irrégulière doivent se rapporter aux névroses : ce sont les diverses névralgies, la sciatique, le lumbago, les maux de tête si tenaces et si fréquents chez les vieux goutteux; les douleurs si nombreuses et si variées que beaucoup de malades éprouvent dans l'estomac, les intestins et dans les organes urinaires. Il n'est pas rare, non plus, d'observer chez les goutteux des érysipèles opiniâtres, habituels, ichoreux, occupant la face ou d'autres parties du corps. Ces érysipèles montrent la relation intime qu'il y a entre la goutte et le vice dartreux. Tous les jours, en effet, nous voyons des malades atteints de dartres anciennes et rebelles, pour lesquelles ils ont employé en vain les remèdes préconisés contre les dartres, être guéris en très peu de temps par le traitement que nous employons contre le rhumatisme et la goutte. Cela se conçoit facilement quand on songe que, dans le rhumatisme et la goutte, le sang est mêlé d'acide urique, et que, par conséquent, il est âcre. Cette acidité, cette acreté du sang altèrent nécessairement les humeurs, puisque la transpiration des malades est acide; mais si la transpiration est mauvaise, chargée de principes irritants, elle occasionne tôt ou tard quelque maladie de la peau. Or, c'est en vain qu'on cherchera à guérir cette maladie si l'on n'attaque pas le principe du mal, c'est-à-dire la goutte ou le rhumatisme.

Une autre complication grave de la goutte est celle qu'on désigne sous le nom de *goutte remontée.* Souvent, sans causes bien connues, la goutte abandonne l'articulation qu'elle affectait et se porte sur quelque organe important : sur le cerveau, sur le cœur, sur les poumons ou sur les reins, et détermine alors des accidents tellement sérieux, que la mort en est souvent la conséquence.

SECTION PREMIÈRE.

Causes.

Presque tous les auteurs pensent que la goutte est produite par certaines causes héréditaires, ils regardent surtout les jouissances de la table, une vie opulente et oisive, comme favorisant plus spécialement le développement de la goutte. Tout ce qui peut augmenter la masse d'un sang, déja très-riche, favorise certainement les phlegmasies. Les causes débilitantes, comme la vie sédentaire, les jeûnes, l'étude trop prolongée, les contentions d'esprit, favorisent également la goutte. Mais d'après ce que nous observons tous les jours, nous sommes convaincu aujourd'hui que la principale cause de la goutte c'est le rhumatisme, surtout le rhumatisme chronique. Nous avons aussi vu survenir la goutte a la suite de la suppression d'une transpiration habituelle des pieds.

SECTION DEUXIÈME.

Traitement de la goutte et des dartres

Tout le monde sait combien ces maladies étaient difficiles à guérir jusqu'à présent, parce qu'on s'attachait au traitement local, sans tenir compte de la cause interne, du vice du sang ; aussi la guérison se faisait longtemps attendre et était toujours incomplète. Dans tout traitement, il faut d'abord détruire la cause qui produit la maladie ; or, ici, la cause du mal étant dans le sang, qui se trouve mêlé d'acide urique et d'urates, il faut chercher avant tout à rendre le sang pur en le débarrassant de ces éléments nuisibles C'est pour cela que nous attachons une grande importance au traitement interne. Le traitement externe ne doit être employé que comme un auxiliaire pour hâter la guérison.

1° TRAITEMENT INTERNE.

Le traitement interne de la goutte et des dartres est le même que celui du rhumatisme, c'est-à-dire que le malade prend tous les matins cinq pilules végétales anti-arthritiques, en suivant exactement les prescriptions décrites pour le traitement du rhumatisme: Mais comme la goutte est toujours une maladie chronique plus longue à guérir que le rhumatisme, il faut aussi continuer l'usage des pilules et des pastilles de magnésie, ou mieux l'eau minérale sulfureuse-alcaline de Chartreuse, bien plus longtemps que pour le rhumatisme.

2° TRAITEMENT EXTERNE.

Lorsque l'on souffre d'un accès de goutte aigue qui s'est portée sur une articulation, il faut envelopper cette articulation de coton cardé imbibé de baume tranquille ou d'huile de marrons d'Inde, et recouvrir le tout d'un morceau de taffetas ou de toile cirée, afin d'amener la transpiration qui est toujours très-favorable a la guérison. Dans les diverses complications de la goutte irrégulière, on fera une application, sur l'endroit douloureux, de coton cardé imbibé du liniment dont nous avons donné la formule en indiquant le traitement du rhumatisme chronique.

Enfin, les g utteux qui mènent une vie sédentaire au milieu des jouissances du luxe feront bien, quand les accès aigus de la goutte auront disparu, de faire quelques voyages, dans les montagnes pendant l'été, et dans les pays chauds pendant l'hiver. Ils pourront également fréquenter quelques-uns des établissements thermaux en vogue. Ils n'auront pas alors à craindre une répercussion fâcheuse s'ils ont eu la précaution de prendre tous les matins cinq à dix pilules végétales antiarthritiques ; car ces pilules ayant la propriété de débarrasser le sang des principes qui occasionnent la goutte, les malades seront assurés d'une guérison complète. Mais, nous le répétons, pour obtenir cet heureux résultat, il faut continuer l'usage des pilules au moins pendant un mois ou deux, et même, après une guérison complète, en reprendre encore quelques-unes au printemps et à l'automne, afin de prévenir les rechutes.

Les personnes atteintes d'érysipèles chroniques ou de dartres frictionneront matin et soir la partie malade avec une pommade alcaline, et la recouvriront ensuite d'un linge fin, ou bien la saupoudreront avec un peu d'amidon en poudre, si la partie affectee est habituellement découverte, comme le visage.

Elles prendront également tous les matins cinq pilules végétales antiarthritiques, et après le repas, quelques pastilles de Vichy ou de magnésie, si elles ne peuvent pas faire usage de l'eau minérale de Chartreuse Elles se trouveront aussi très-bien de prendre, deux fois par semaine, un bain de corps dans lequel on délaie une poignée de fleur de soufre ou deux poignées de sel de cuisine.

NOTICE

SUR LA

SOURCE MINÉRALE DE LA GRANDE-CHARTREUSE.

Cette source, située sur une des montagnes qui environnent le monastère, avait déjà été exploitée avant la révolution par les RR. PP. Chartreux. Abandonnée après le départ des propriétaires, elle n'était plus connue que des habitants du pays qui l'employaient souvent pour se purger Mais, depuis notre arrivée dans le pays, ayant trouvé dans cette eau les caractères des eaux alcalines sulfureuses, nous la prescrivîmes à plusieurs malades atteints de gastrite chronique et d'autres maladies des organes digestifs Le succès ayant répondu à notre attente, nous en envoyames quelques bouteilles à l'habile chimiste chargé du laboratoire docimastique du département de l'Isère, à M. Gueymard, ingénieur en chef des mines en retraite. Il trouva qu'un litre contenait :

Grammes.

0,7177	bicarbonate de soude.
0,0728	sulfate de soude
0,0600	silice.
0,0300	argile.
0,0188	sulfure de sodium.
Total 0,8993	de sels par litre.

Cette source présente donc tous les éléments chimiques de la plupart des sources alcalines en vogue. Il n'est pas étonnant alors que nous en ayons obtenu d'excellents résultats dans les affections rhumatismales et goutteuses et dans les maladiés des voies respiratoires et digestives. Car, voici ce que dit M le professeur Bouchardat en parlant des eaux minérales alcalines : « Les eaux a'calines « modifient l'économie d'une manière assez puissante : les « sécrétions acides deviennent alcalines ; le sang, à la « longue, perd de sa plasticité.... Elles sont fort utiles « dans les maladies chroniques dont le siége est dans les « \isteres du bas-ventre et particulièrement dans les engorgements du foie et de la rate, et dans les coliques « hépatiques Les gastrites chroniques, les gastralgies « non accompagnées d'irritation ou de lésions organiques « sont heureusement modifiées par l'emploi des eaux al- « calines Les eaux alcalines sont utiles pour dissoudre « les calculs d'acide urique ; on les a également vantées « pour dissoudre les calculs de phosphate ammoniaco- « magnésien, mais c'est surtout dans les *affections gout- « teusés* que les eaux alcalines jouissent d'une incontes- « table utilité. »

De plus, la petite quantité de soufre que contient encore la source minérale de Chartreuse la rend precieuse dans toutes les maladies chroniques de la poitrine, l'asthme, le catarrhe pulmonaire, etc. La douceur du climat dont l'on jouit en été au milieu de ces montagnes favorise singulierement la guérison de ces maladies. L'air toujours chargé des emanations balsamiques des sapins pénetre dans les poumons, les vivifie, et les secrétions morbides qui fatiguaient les malades sont bientôt modifiées d'une manière si favorable. que la constitution générale ne tarde pas à en éprouver les bienfaits, Nous observons tous les jours l'heureuse, influence de ce climat sur les poitrinaires admis à l'hôpital et, qui nous sont envoyés de la plaine ou de la ville. D'ailleurs, depuis longtemps. les médecins ont, constaté que les maladies de poitrine sont excessivement rares dans les régions où abondent les forêts de sapins.

Tous, les auteurs qui se sont occupés des eaux minérales ont observé qu'il n'y a que celles dont la tempéra-

ture est froide qui puissent facilement se transporter et se
conserver longtemps en bouteille sans perdre leurs propriétés médicales. Or, la température de la fontaine minérale dé Chartreuse étant de 7 degrés 25 centigrades,
par conséquent très-froide, se conserve en effet très-bien.
Une bouteille pleine depuis deux ans et gardée à l'air dans
un des rayons de la pharmacie de l'hôpital, a été dernitè-
rement examinée par nous ; l'eau avait pris la couleur jau-
nâtre, semblable à la liqueur de la Grande-Chartreuse; on
n'observait aucun dépôt au fond de la bouteille. En la
dégustant avec soin, on retrouvait facilement la saveur
alcaline qu'elle présente à la source ; seulement, le sulfure
de sodium, étant un composé peu stable, avait presque
entièrement disparu, de sorte que cette eau était aussi
agréable à boire que l'eau de St-Galmier, et n'offrait plus
l'odeur d'œuf punais qui caractérise les eaux sulfureuses.
Ce composé sulfureux se conserve cependant encore assez
longtemps dans cette eau, grâce à sa température très-
basse, puisque M. Gueymard en a trouvé 188 dix millliè-
mes de grammes après plus de trois mois d'embouteillage.
Les personnes qui feront usage de cette eau pour les diverses maladies rhumatismales et goutteuses, pour les
affections des voies digestives et urinaires, pour les maux
d'estomac, pour les engorgements du foie, de la rate, des
reins et pour la gravelle pourront donc facilement la conserver pour l'usage, sans qu'elle perde ses propriétés cu-
ratives dans ces diverses affections. Tous les jours les
religieux de la Grande-Chartreuse boivent de l'eau qui a
été mise en bouteille avant l'hiver, et ils ne trouvent pas
de différence avec ce le qui a été récemment recueillie.

Mais les personnes qui en feront usage pour les diverses
maladies de la poitrine, l'asthme, le catarrhe pulmonaire,
la bronchite, etc., doivent l'employer le plus tôt possible,
parce que ce sont les diverses combinaisons du soufre
qui ont ici une action toute spéciale dans ces maladies.
Ces malades feront donc bien de venir la boire sur les
lieux ; ils l'auront ainsi toute fraîche et avec tous ses
éléments précieux. Ils pourront encore jouir pendant la

belle saison de l'heureuse influence de ce climat sur les maladies de poitrine, comme nous avons dit ci-dessus en parlant de la goutte.

D'ailleurs, cette fontaine, ne se trouvant qu'à quelques kilomètres du riant et pittoresque village de St-Pierre-de-Chartreuse, desservi aujourd'hui par une route carrossable. les malades trouveront facilement dans les hôtels et les restaurants de ce village tout ce qui leur sera nécessaire. Des promenades magnifiques dans les belles forêts de sapins qui abondent dans cette commune offriront des délassements utiles et agréables, puisque les malades respireront constamment les émanations balsamiques si bienfaisantes dans toutes les fluxions de poitrine. D'ailleurs, ceux que la faiblesse priverait du plaisir des promenades à pied trouveront facilement des mulets pour les transporter où ils désireront.

D'un autre côté, la facilité des transports permet aujourd'hui d'expédier promptement cette eau dans tous les pays. Nous sommes donc persuadé que cette fontaine sera une nouvelle source de richesse pour la commune de St-Pierre-de-Chartreuse et un bienfait pour les malades qui étaient obligés d'aller demander leur guérison aux eaux de Vichy, de Carlsbad, de Wiesbaden, d'Aix la-Chapelle, etc.